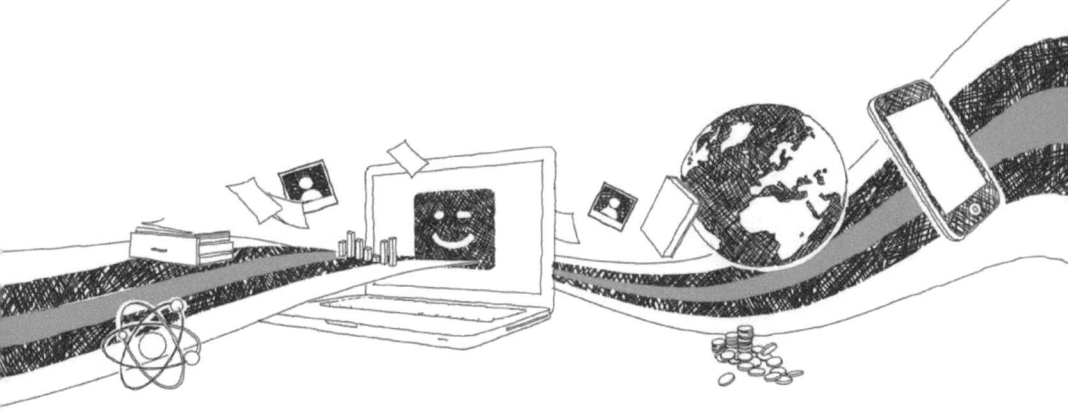

Bibliografische Information der Deutschen Nationalbibliothek:

Die Deutsche Bibliothek verzeichnet diese Publikation in der Deutschen National-
bibliografie; detaillierte bibliografische Daten sind im Internet über http://dnb.d-
nb.de/ abrufbar.

Impressum:

Copyright © 2013 GRIN Verlag, Open Publishing GmbH
Druck und Bindung: Books on Demand GmbH, Norderstedt Germany
ISBN: 9783668531451

Dieses Buch bei GRIN:

http://www.grin.com/de/e-book/376252/ethik-in-der-sozialen-arbeit-mit-senioren

Daniel Arndt

Ethik in der Sozialen Arbeit mit Senioren

GRIN Verlag

GRIN - Your knowledge has value

Der GRIN Verlag publiziert seit 1998 wissenschaftliche Arbeiten von Studenten, Hochschullehrern und anderen Akademikern als eBook und gedrucktes Buch. Die Verlagswebsite www.grin.com ist die ideale Plattform zur Veröffentlichung von Hausarbeiten, Abschlussarbeiten, wissenschaftlichen Aufsätzen, Dissertationen und Fachbüchern.

Besuchen Sie uns im Internet:

http://www.grin.com/

http://www.facebook.com/grincom

http://www.twitter.com/grin_com

Fakultät Soziale Arbeit, Gesundheit und Pflege   Hochschule Esslingen

Ethik in der Sozialen Arbeit

Die Bearbeitung eines ethischen Dilemmas innerhalb der Soziale Arbeit mit älteren Menschen

Student: Daniel Arndt

Studiengang: Soziale Arbeit

Semester: Sommersemester 2013

Gliederung

1. Einleitung

In meiner Hausarbeit werde ich mich mit drei ethischen Theorien beschäftigen. Ich habe mich für die Ansätze von Bentham, Scheler und Kant entschieden. Ziel hierbei ist die Auseinandersetzung mit dem jeweiligen theoretischen Konstrukt und dessen Anwendung auf ein Fallbeispiel der Sozialen Arbeit. In der täglichen Praxis stehen SozialarbeiterInnen oft vor Entscheidungen, die ein Dilemma enthalten. Durch das Doppelmandat müssen sowohl die Wünsche und Interessen des/der AdressatInnen als auch der Gesellschaft in Einklang gebracht werden. Dabei kann die Ethik in der Sozialen Arbeit eine wichtige Rolle spielen. Allerdings geht es hier nicht um eine Anleitung, die zu einem bestimmten Handeln führt, welches moralisch richtig ist. Vielmehr wird eine Auseinandersetzung mit der Ethik angestrebt, die dazu dient, die Wahrnehmung und Kommunikation zu sensibilisieren. Des Weiteren fördert dies eine umsichtige Urteilsbildung, welche AdressatInnen, SozialarbeiterInnen sowie gesellschaftliche und institutionelle Rahmenbedingungen berücksichtigt. Hilfeleistung und Machtausübung vermischen sich in der Praxis und können nur schwer getrennt werden. Auch müssen die eigenen Entscheidungen kritisch hinterfragt werden. In diesem Kontext reicht der gesunde Menschenverstand nicht aus. Andere Disziplinen, wie z. B. Psychologie, Medizin und Pädagogik, dienen hierbei als gutes Vorbild. Ethisches Wissen ist kein Selbstzweck, sondern hilft, Entscheidungen nach ethisch vernünftigen Kriterien zu treffen.[1]

Ich beginne zunächst mit einer Skizzierung des Arbeitsfeldes der Sozialen Altenarbeit. Dies verschafft einen Überblick über diesen Bereich und seiner Besonderheiten für die ethische Beurteilung. Danach folgt die Darstellung meines Fallbeispiels und des Dilemmas. In Punkt drei werde ich wichtige Aspekte der ethischen Theorien darlegen. Im nächsten Abschnitt sollen diese auf das Fallbeispiel bzw. auf das Dilemma angewendet werden. Hier werde ich versuchen, meine Handlungsalternative ethisch zu begründen. Als Letztes folgen ein Fazit und der Versuch, die ethischen Arbeitsprinzipien des DBSH und die verschiedenen Ansätze gegenüberzustellen.

2. Soziale Altenarbeit

Historisch gesehen ist das Arbeitsfeld der Altenarbeit eine vergleichsweise junge Disziplin. Eine gesetzliche Grundlage wurde erst mit der Einführung des § 75 Bundessozialhilfegesetz geschaffen. Dieser Paragraf beinhaltet auch die Verpflichtung, auf kommunaler Ebene eine Altenhilfeinfrastruktur zu entwickeln. Nach diesem Paragrafen gelten Menschen mit Vollendung des 65. Lebensjahrs als alt und erhalten Anspruch auf Leistungen.

---

[1] Vgl. Schmid-Noerr 2012, S. 28-30

Die heutige Arbeit mit älteren Menschen ist geprägt durch ein verändertes Altern. Dies wird ausgelöst durch die Individualisierung und Biografisierung des Lebens, wobei die Herauslösung aus traditionellen Strukturen stattfindet. Infolgedessen werden auch ältere Menschen vor die Möglichkeit und Notwendigkeit der Gestaltung ihrer Lebensentwürfe gestellt. Allerdings verändert sich nichts an den möglichen Altersrisiken, da sich diese gerade im erhöhten Lebensalter akzentuieren und konzentrieren. Armut, Einsamkeit sowie ein psychischer, physischer und geistiger Abbau sind weitere Probleme. Bei diesen Menschen und jenen, die durch Krankheit oder Behinderung unter erschwerten Bedingungen leiden, zeigen sich individuelle Handlungsspielräume als eingeschränkt.

Im stationären Bereich befinden sich alte Menschen, die aufgrund geistiger, seelischer oder körperlicher Einschränkung nicht mehr im eigenen Haushalt leben können. Diese Institutionen erleben aufgrund der demografischen Veränderung einen Strukturwandel. Daraus folgt eine zunehmende Anzahl an sehr alten Menschen. Mit steigendem Alter erhöht sich zudem die Wahrscheinlichkeit, dass ein großer Teil der „Bewohner" pflegebedürftig werden. Der Mehrbedarf bildet somit eine Determinante für eine Tendenz, welche Altenheime eher zu Pflegeheimen und Psychiatrien werden lässt. Eine große Anzahl vom Heimen wirkt immer noch wie Anstalten und trägt einen Verwahrungscharakter. Der Alltag wird durch mangelnde Selbstbestimmung, geringer Handlungsspielräume, Reglementierungen, Bevormundungen, Einsamkeit, Isolation, Monotonie etc. bestimmt. Innerhalb der Institutionen herrscht immer noch das medizinische Paradigma, bei welchem der kranke Körper im Mittelpunkt steht. Die Sichtweise umfasst nur den Körper an sich und die jeweiligen Funktionsstörungen. Die gegenüber der Pflege- und Altenheime geäußerte Kritik führte zu Überlegungen im Sinne konzeptioneller Änderungen, die völlig gegensätzlich zur Alltagspraxis sind. Kernstück der Überlegungen ist eine radikale Nutzerorientierung. Trotz Privatisierungstendenzen und marktwissenschaftlicher Konzepte ist es fraglich, ob sich die neuen Standards durchsetzen können.[2]

3. Fallbeispiel und ethisches Dilemma

3.1 Ein Fall der Soziale Altenarbeit im ambulanten Kontext

Herr M. wurde mit 74 Jahren in unsere freigemeinnützliche Einrichtung aufgenommen. Im Erstgespräch mit ihm und seiner Frau wurde deutlich, dass sich eine Altersdemenz bei ihm manifestiert hat. Außerdem würde er mittlerweile verstärkt Hilfe bei alltäglichen Tätigkeiten, wie z. B. Hygiene und Essensaufnahme benötigen. Des Weiteren entwickelte sich bei Herrn M. in den letzten Monaten eine Weglauftendenz, welche ein Risiko für seine Gesundheit bzw. sein Leben darstellt. Frau M. schilderte, dass ihr Mann bis vor einiger

---

[2] Vgl. Schweppe 2012, S. 505-515

Zeit noch sehr aktiv war und er seine Zeit gerne draußen verbrachte. Er hätte die Entscheidung für ein Pflegeheim selbst getroffen, da er sich nicht mehr selbst versorgen kann und seine Frau mit 71 Jahren auch nicht mehr die „Jüngste" sei. Da es beiden an großen finanziellen Mitteln mangelt, könnten sie keinen Heimplatz in ihrer Nachbarschaft in Anspruch nehmen. Frau M. müsste ca. eine Stunde mit dem Zug anreisen, um ihren Mann zu besuchen. Im ambulanten Alltag war Herr M. freundlich und lebensfroh. Alleine die Weglauftendenz stellte das Heimpersonal vor Herausforderungen. In diesem Kontext wurde versucht, das Problem mit Medikamenten in den Griff zu bekommen. Das Verhalten wurde rational dadurch erklärt, dass der Wunsch nach der vertrauten Umgebung und seiner Frau die Intentionen für seine Tendenz seien. Dieser Zustand wurde begleitet durch Orientierungslosigkeit und geistige Verwirrtheit, welche zu einem Gesundheitsrisiko führen können. Die Medikation wirkte sich durch Nebenwirkungen auf seine Aktivität und die dadurch verbundene Lebensfreude aus. Durch diese Intervention konnte das Weglaufproblem gelöst werden. Auf der anderen Seite bedingte seine anhaltende Müdigkeit, dass er sich kaum bewegte und nachts aktiv wurde. Dadurch störte er die Nachtruhe der anderen Bewohner, da Herr M. seinen Bewegungsdrang in der Nacht auslebte. Seit ca. zwei Wochen verhält er sich im Alltag vermehrt aggressiv gegenüber anderen BewohnerInnen und dem Personal und musste deshalb schon einige Male isoliert werden.

3.2 Dilemmata

Die Absetzung des Medikaments würde die negativen Auswirkungen (Nebenwirkungen) beseitigen, jedoch die Weglauftendenz, und dadurch die Eigengefährdung, zurückbringen. Da jetzt die kalte Jahreszeit angebrochen ist und die ambulante Einrichtung außerhalb der Stadt liegt, könnte das Weglaufen bei Minustemperaturen den Tod bedeuten. Außerdem befindet sich eine Autobahn in der Nähe, die für ihn aufgrund seiner Orientierungslosigkeit und der eingeschränkten Mobilität ein großes Risiko bedeuten würde. Bei einer erneuten Verabreichung des Medikaments X würde nach der Absetzung wahrscheinlich eine höhere Dosis vonnöten sein, um erneut die gewünschte Wirkung zu erzielen. Dies führt höchstwahrscheinlich zu einer Verschlechterung seines Geisteszustandes und zu abweichenden Blut- bzw. Leberwerten (Handlung A).

Durch die weitere Vergabe von X müsste ein zweites Medikament (Y) zum Einsatz kommen, um die Nachtaktivitäten einzuschränken. Dies wäre eventuell mit weiteren Nebenwirkungen verbunden und könnte sich dadurch negativ auf den Gesundheitszustand auswirken. Medikament Y führt zum Abbau der Muskulatur, was zur Bettlägerigkeit und dadurch zu einer Pneumonie (Lungenentzündung) führen kann. Dies würde seinem eher aktiven Gemüt gegenüberstehen. Durch diesen Zustand kann sich ein Lungenemphysem (Lungenversagen) bilden, welches unbehandelt zum Tod führt. Die Schäden an der Lunge sind nicht wieder rückgängig zu machen und führen dazu, dass Sauerstoff verabreicht werden muss. Des Weiteren kann eine Herzinsuffizienz entstehen. In diesem Fall ist das Herz nicht mehr in der Lage, ausreichend Blut in den Kreislauf zu pumpen, und das Blut staut sich in der Lunge. Dadurch können Symptome wie Atemnot oder ein zu niedriger Blutdruck auftreten. Diese Krankheiten würden das weitere Leben bedrohen oder zumindest stark beeinflussen (Handlung B).

4. Zusammenfassung der für mich relevanten ethischen Sichtweisen

4.1 Benthams Utilitarismus (1748 – 1832)

Als Empirist ist für ihn die Wahrnehmung anhand der Sinne essenziell. In seiner Ethik stellt die Lust das Fundament für menschliches Handeln dar. Der Mensch strebt nach Befriedigung, nach Lust und versucht, Schmerzen zu vermeiden. In jeder Handlung steckt der Versuch, Unangenehmes zu vermeiden und ein angenehmes Gefühl zu erzeugen. Für Bentham wird eine Handlung danach bewertet, wie viel Lust sie erzeugt. Daraus folgt: je mehr Lust, desto besser die Handlung. Des Weiteren lässt sich die Frage nach der Definition von einer moralisch guten Handlung zunächst auch über den Lustanteil bestimmen. Für Bentham reicht diese grobe Bestimmung aber nicht aus. Folglich müssen zwei weiter Kriterien erfüllt sein, damit daraus eine gute Lust wird. Der erste Aspekt bezieht sich auf die Reinheit. Die Lust ist rein, wenn sie keinen Schmerz erzeugt oder nach sich zieht, d. h. die Handlung hat und bringt keine negativen Folgen mit sich. Die zweite Eigenschaft bezieht sich auf die Fruchtbarkeit der Lust. Diese wird erfüllt, wenn die lustvolle Handlung weiteren/anderen Genuss mit sich bringt und die Möglichkeit bietet, noch eine größere Lust zu erzielen. Das gute Leben wird dadurch bestimmt, dass wir die Lust berechnend abwägen[3]. Es wird hierbei eine Art von Schaden-Nutzen-Bilanz für mögliche Handlungsalternativen durchgeführt, d. h. wir sollten uns an den Folgen des Handelns orientieren. Es geht darum, welche Handlung den größten Nutzen für alle Beteiligten verspricht und dabei am wenigsten Leid verursacht[4].

4.2 Max Scheler (1874 – 1928)

In Schelers Wertethik geht es nicht um die Form, sondern um den qualitativen Inhalt einer Handlung. Dieser entscheidet über den Moralwert der jeweiligen Handlung. Im Falle, dass dadurch ein Gut, also ein Wert, hervorgebracht wird, ist die Handlung moralisch. Das Wertkonstrukt beinhaltet keine Eigenschaften von Dingen oder Menschen, obwohl sie an selbigen zu finden sind. Werte wie freundlich, reizend, lieblich etc. sind auch zugänglich, ohne dass wir sie uns als Eigenschaft von Personen oder Dingen vorstellen. Nach Sche-

---

[3] Vgl. Zagal, Galindo 2008, S. 148-152
[4] Vgl. Schmid-Noerr 2012, S. 75-77

ler besitzen sie eine eigene Existenz, diese ist nicht sinnlich wahrnehmbar. Es geht vielmehr darum, dass sie gefühlt werden. Unter Fühlen versteht Scheler eine intentionale und zielgerichtete Tätigkeit, die sich nur auf Werte stützt. Nicht die Erfassung von rationalen Strukturen oder Formen spielt eine Rolle, sondern das Qualitative und Materielle. Die Fähigkeit des Wertfühlens erkennt zum einen den Wert an sich, zum anderen das Verhältnis zwischen ihnen. Dadurch lassen sie sich, aufgrund von qualitativen Unterschieden, in eine Rangordnung bringen. Infolgedessen ergibt sich die Erkenntnis, dass für Scheler bestimmte Werte im Einzelfall eine höhere oder niedrigere Priorität besitzen. Der wichtigste Wert ist das Heilige und Unheilige, d. h. Werte des religiösen Fühlens (Glaube, Unglaube, Liebe, Hass). An zweiter Stelle folgen Werte des Schönen, Hässlichen, Rechten, Unrechten, Wahren und Falschen. Hierbei geht es um geistiges Fühlen. Der dritte Rang thematisiert Werte des Edlen und Gemeinen, also des guten und schlechten Befindens in Form von vitalem Fühlen. Der niedrigsten Priorität gehören Werte des Angenehmen und Unangenehmen zu. In diesen Bereich fallen Genießen, Erleiden, Leid und Schmerz, bedingt durch das sinnliche Fühlen. Eine Handlung ist also dann moralisch, falls der in einer Situation passende Wert auch den höchsten Stellenwert erhält[5]. Alle Werte sind objektiv, also erhabener als persönliche Vorlieben und Geschmäcker. Personenwerte stehen über Sachwerte und Werte von unpersönlichen Gemeinschaften und Organisationen. Die Person wird dadurch über ein Unternehmen, die Schule oder den Staat erhoben.[6]

4.3 Kant (1724 – 1804)

Um moralisch zu handeln, ist es für Kant essenziell, dass wir unseren Willen oder die praktische Vernunft von allen subjektiven empirisch zu bestimmenden Trieben und Neigungen reinigen. Für ihn sind Handlungen nur dann moralisch wertvoll, wenn sie unabhängig für alle Menschen gelten und folglich nicht durch persönliches Interesse und zufällige Lebensbedingungen beeinflusst werden. Handlungen werden bei Kant nicht durch die Inhalte, sondern allein aufgrund der Allgemeingültigkeit bewertet. Dadurch ergibt sich das höchste Moralstadium. Dieses manifestiert sich im kategorischen Imperativ. Das Konstrukt kann als ein Test für die Verallgemeinerbarkeit dienen. Handle nach Handlungsregeln, die ein allgemeines Gesetz der Menschheit sein könnten. Hierbei werden nicht einzelne Handlungsweisen aus dem Alltag einem Universalitätstest unterzogen, sondern generelle Handlungsregeln oder Maxime, welche uns zu einem guten Leben führen sollen. Allerdings bleiben so individuelle Bedingungen wie Größe und Ursache der Not unberücksichtigt. Die aus dem Test resultierenden Gebote und Verbote sollen unbedingt und ohne Rücksicht im Einzelfall gültig sein. Da der Mensch sich beispielsweise an das Lü-

---

[5] Vgl. Pieper 2007, S. 242-247
[6] Vgl. Zagal, Galindo 2008, S. 184-186

genverbot halten muss, müsste er den verbleibt des unschuldigen Freundes an einen Mörder weitergegeben falls dieser danach fragen würde. Die genaue Anwendung des kategorischen Imperatives ist bis heute umstritten, dadurch bleibt die exakte Benutzung unklar.[7]

5. Anwendung der Theorien auf den Fall

5.1 Benthams Utilitarismus

Handlungsalternative A

Ich denke über die Absetzung der Medikation von Herrn M. nach. Die Nebenwirkungen schränken meiner Meinung nach sein Wohlbefinden stark ein. Er hat ein sehr aktives Gemüt und verbringt gerne Zeit im Freien. Diese Bedürfnisse nach der Natur und sein Bewegungsdrang verschaffen ihm Lust. Nach Bentham stellt die Lust die Motivation des menschlichen Handelns da. Hieraus würde zunächst folgen, dass der Versuch (Weglauftendenz), in die Natur zu gelangen oder seine Frau zu besuchen, dazu beiträgt, Lust zu empfinden und Schmerz zu vermeiden. Das Nicht-Ausleben dieser Bedürfnisse führt für ihn zu Schmerz. Seine Handlung würde danach bewertet, wie viel Lust sie Herrn M. ermöglicht. Da die Verabreichung des Medikaments X ihn daran hindert, seine Genuss bringenden Aktivitäten durchzuführen, würde die Handlung als nicht gut bewertet werden. Diese erfolgt nämlich durch einen quantitativen Maßstab der Lust, d. h. mehr Lust bedeutet eine bessere Handlung. Allerdings muss der Lustbegriff zwei Aspekte beinhalten, um wirklich eine gute Lust hervorzubringen. Meine Handlung, also das Absetzen der Medikation, würde ihn wieder aktiver werden lassen, damit er seinem Bewegungsdrang ausleben könnte. Auf der anderen Seite wäre es keine reine Lust für ihn, da die Weglauftendenz höchstwahrscheinlich erneut auftreten würde und dies einen negativen Effekt beinhaltet. Dieser negative Effekt manifestiert sich in einer Gefahr für sein Leben, bedingt durch die kalte Jahreszeit und die Autobahn in der Nähe. Falls er auf die Autobahn gerät, könnten sich auch AutofahrerInnen bei einem Zusammenstoß verletzen. Außerdem zieht sein Aktiv-Werden kaum Lust nach sich, da im Zustand der Orientierungslosigkeit eher eine Gefahr für sein Leben entsteht. Als Folge würden wahrscheinlich Sanktionen folgen, die keine weitere Lust nach sich ziehen.

Sofern ich die Medikation einstelle, würden multiple Konflikte entstehen: zum einen mit Herrn M. und mir bezüglich der Interessen bzw. Bedürfnisse, denn es lässt sich nicht genau vorhersagen, ob er sich mit seinen nächtlichen Aktivitäten oder dem Weglaufen nicht ein Stück seiner Selbstbestimmung bzw. Autonomie erhält und sogar etwas Freude ver-

---

[7] Vgl. Fenner 2010, S. 9-10

spürt. Vielleicht besteht bei ihm auch der Wunsch, aus dem monotonen Heimalltag zu fliehen. Ferner könnte meine Entscheidung einen Konflikt mit den Bewohnern hervorrufen, da seine nächtlichen Aktivitäten das Bedürfnis der Anderen nach Ruhe stören, welche ebenso ein Recht auf ihre Wünsche haben. Des Weiteren ist fraglich, ob seine Frau mit dieser Entscheidung glücklich wäre, da er eine gefährliche Weglauftendenz besitzt. Sie würde sich eventuell freuen, ihn zu sehen, allerdings ist es nicht mehr mit Freude verbunden, falls die Polizei nach ihm sucht. Erneut würde die Frage nach der Pflege des Mannes aufkommen und damit die Gewissheit, dass er im Heim gegebenenfalls besser aufgehoben wäre. Ebenfalls ist ein Konflikt mit dem Gesetz und der Gesellschaft denkbar, falls er durch seine Weglauftendenz einen Verkehrsunfall hervorruft. Außerdem müssten sich die Mitarbeiter mit dem aggressiven Verhalten nicht mehr auseinandersetzen, da es wahrscheinlich eine Nebenwirkung des Medikaments ist. Ein weiterer Konflikt könnte mir drohen, falls Herrn M. etwas zustößt. Hierbei geht es um die Rechtsinstanz des Staates, der mich wegen Fahrlässigkeit verurteilen könnte. Dadurch wäre auch die Organisation beteiligt, was möglicherweise zu einer Rufschädigung führt und eine Entlassung nach sich zieht. Hierbei besteht mein Interesse darin, den Beruf nur freiwillig zu beenden und nicht aus Zwang. Der negative Ruf der Institution könnte außerdem zu einem Rückgang der Bewohneranzahl führen. Dadurch würden weitere Mitarbeiter ihre Arbeitsstelle verlieren. Auch der Aspekt der Straffreiheit spielt hier eine enorme Rolle, da ich in verschiedenen Bereichen dann möglicherweise nicht mehr tätig sein könnte.

Handlungsalternative B

Im Falle, dass ein zweites Medikament zum Einsatz kommt, würden die Nebenwirkungen nachlassen. Zunächst würde sich eventuell seine aggressive Haltung gegenüber Bewohnern und Mitarbeitern legen. In der Folge würden Ärger und Sanktionen, also negative Effekte, vergehen und Schmerzen vermieden werden. Ebenfalls könnte die Müdigkeit verschwinden und somit sein aktives Gemüt erneut zum Vorschein kommen. Hierbei könnte zunächst angenommen werden, dass die wiedergewonnene Mobilität Lust bereitet und der Schmerz über die Immobilität ablöst. Diese Lust wäre aber keine reine Lust und auch nicht fruchtbar, da sich seine Weglauftendenz wieder manifestieren würde. Außerdem wäre dies nur von kurzer Dauer, da Medikament Y eine andere Nebenwirkung mit sich bringt, die sich durch Muskelschwund zeigt, welcher nach einer gewissen Zeit zu Bettlägerigkeit führt. Daraus folgt, dass ich durch die weitere Medikation seine Mobilität dauerhaft einschränke und sich daraus negative Folgen für seinen Gesundheitszustand ergeben. Demzufolge erhöht sich sein Pflegebedarf, wodurch auf das Pflegepersonal mehr Arbeit zukommt. Durch die genannte Mehrbelastung könnten die Fachkräfte ihre Lust am Beruf verlieren. Außerdem wäre die Reinheit der Lust höchstwahrscheinlich nicht erfüllt, da sie für das Personal mehr Belastung bedeutet. Hieraus könnte eine Überarbeitung entstehen, welche sich als negativer Effekt der Handlung äußert. Die Fruchtbarkeit wäre damit auch in Gefahr, weil die Arbeit durch Überlastungen den Spaß am anderen Arbeitstag negativ tangiert. Diesbezüglich wäre Konfliktpotenzial zwischen mir und den Angestellten vorhanden. Die Institution könnte auch darunter leiden, falls überarbeitete Pflegekräfte kündigen. Aus zeitlichen und finanziellen Gründen könnten diese durch ungelernte „billige" Kräfte ersetzt werden, was wiederum eine Verschlechterung der Versorgungssituation der Bewohner bedeuten könnte. Bei Herrn M., der wegen seiner Immobilität an das Bett gefesselt ist, würde es nach einem bestimmten Zeitraum zur Lungenentzündung und dadurch zu Lungenversagen kommen. Daraus würde sich ein irreparabler Schaden der Lunge ergeben, welcher sein Leben beenden oder stark beeinflussen könnte.

Das Abwägen dieser Handlungsalternativen würde mich zum Schluss kommen lassen, dass mehr Personen unter der Handlung A leiden würden als bei B. Allerdings ist es problematisch, da in dem ethischen Konzept von Bentham die Anzahl der Profitierenden zunächst wichtiger ist als die Gewichtung der einzelnen Rechte. Ich finde, in besonderen Situationen müssen gesunde Menschen ihr Glück bzw. ihren Nutzen zurückstellen. Gerade in der heutigen Zeit kann sein Ansatz, z. B. nicht für psychisch Leidende oder geistig behinderte Menschen in vollem Umfang angewendet werden. Hier könnten gesunde Menschen Rücksicht nehmen, damit es für andere in schweren Lebenslagen so erträglich wie möglich wird und diese in Würde leben können. Es kann eine Entscheidungshilfe darstellen, den Nutzen vorher abzuwägen. Bei diesem Fall erscheint mir Handlungsalternative B am sinnvollsten. Hier würde das wenigste Leid verursacht werden und das größte Glück für möglichst viele Beteiligte eintreten. Unter Punkt 2 wurden einige negative Effekte aus einem Altenheim aufgezählt. Deshalb muss die Frage gestellt werden, ob dies keine Menschenrechts- bzw. Grundgesetzverletzungen darstellt. Gerade hierbei hat der Utilitarismus seine Schwächen, da die Würde des Menschen unantastbar ist, aber nicht mehr Gewicht hat als weniger essenzielle Rechte von mehreren Personen. Als weiteres Problem sehe ich die Beurteilung der Moral einer Handlung, die durch eine Medikation entsteht und dadurch nicht mehr vom Menschen an sich ausgeht.

5.2 Max Scheler

Handlungsalternative A

In Schelers Ethikkonstrukt ist eine Handlung dann moralisch, wenn aus ihr ein Gut oder ein Wert entsteht. Zunächst geht es mir darum, die Nebenwirkungen in Form von Müdigkeit, gestörtem Schlafrhythmus und Aggressivität in den Griff zu bekommen. Sofern dieser

Wunsch von der Institution kommt und nicht auf das Recht oder das Wohlbefinden der anderen Bewohner abzielt, würde die Handlung einen Organisationswert darstellen. Folglich würde dieser dem Personenwert untergeordnet werden. Im Folgenden werde ich versuchen, den geeignetsten Wert für die Absetzung der Medikation zu finden. Da die Handlung von mir ausgeführt wird, handelt es sich um keinen Organisationswert.

Sein aktives Gemüt, welches ihm Freude bereitet, würde den niedrigsten Stellenwert erhalten. Hier bewegt er sich im Wert des Angenehmen. Dieser Bereich beinhaltet Emotionen und Gefühle, die durch seine Bewegungsfreude ausgelöst werden. Außerdem würden auch Gefühle der Frau, wie z. B. Sehnsüchte, erfasst werden. Ebenso könnte ich persönliche Empfindungen haben. Exemplarisch möchte ich hier Mitleid nennen, welches allerdings durch eine professionelle Haltung nicht meine Entscheidung beeinflussen sollte. Diese Haltung manifestiert sich in der zweithöchsten Ebene, d. h. den geistigen Werten (Erkenntnis, Wahrheit und Wissenschaft)[8]. Aus diesem Grund würde ich die Professionalität der SozialarbeiterInnen in diesen Wertabschnitt einreihen. Die Schlafrhythmusstörungen sowie die Aggressivität würden auch zum Bereich mit der niedrigsten Priorität zählen, weil dieser angenehme bzw. unangenehme Folgen beinhaltet. Für die anderen Mitarbeiter würde meine Entscheidung bedeuten, dass Herr M. sein aggressives Verhalten verliert. Also hätte meine Handlung gegenüber den Fachkräften den niedrigsten moralischen Wert, da diese sich auf das sinnliche Fühlen bezieht. Hierdurch würden sie weniger Ärger und Stress empfinden. Seine wiederkehrende Weglauftendenz würde zum einen ein gesundheitliches Risiko darstellen, zum anderen sich in einer Gefahr für sein Leben äußeren. Im Kontext der Gesundheit geht es hier um Krankheit, wie z. B. eine Erkältung oder Erfrierungen durch die Jahreszeit. Die Gefahr für sein Leben, also den Tod, würde ich in das geistige Fühlen einordnen, da es hier um Rechte geht und jeder ein Recht auf Leben hat. Ich finde es sinnvoll, dass das Recht auf Leben höher gewertet wird als Krank- oder Gesundsein. Nach einer Absetzung des Medikaments müsste eine höhere Dosis zum Einsatz kommen, welche sich wiederum negativ auf seine Blut- und Leberwerte auswirkt. Dies würde zunächst auch in das vitale Fühlen fallen. Erst mit einer akuten Lebensgefährdung würde dieser Aspekt einen Rang aufsteigen und in das geistige Fühlen passen.

Handlungsalternative B

Die zusätzliche Anwendung einer zweiten Medikation würde die anderen Bewohner und das Fachpersonal zunächst vor den Nebenwirkungen bewahren. In diesem Fall wäre meine Handlung mit dem niedrigsten moralischen Wert, des Angenehme und Unangenehme, zu bewerten. Für Herrn M. aber würde diese Handlung nicht moralisch richtig

---

[8] Vgl. Zagal, Galindo 2008, S. 184

sein, da sein Recht auf freie Entfaltung in eine höher gewichtete Wertekategorie einzuordnen ist. Folglich wäre für ihn eine Entscheidung, die sein Recht unterstützt, moralisch gesehen die Beste. Hingegen wäre meine Handlung, die sein Recht auf Leben bewahrt, genauso hoch einzustufen, weil seine Weglauftendenz eine Gefahr für sein Leben darstellt. Des Weiteren hätte auch der Staat nach § 75 Bundessozialhilfegesetz ein Interesse daran, dass Herr M. gut versorgt wird. In diesen Kontext würde sich auch die Organisation einreihen. An dieser Stelle überlagern die Personenwerte die des Staates und der Institution. Daher lässt sich hieraus die Handlung nicht stark genug bewerten. Das zweite Medikament würde nach einer bestimmten Zeit zu anderen Nebenwirkungen u. a. in Form eines Muskulaturabbaus, führen. Dies bedingt eine Verschlechterung seines Gesundheitszustandes durch die Folgen seiner Immobilität. Sein Befinden, das sich verschlechtert, würde als Kategorie zur Bewertung nur den vorletzten Platz erhalten. Aus diesem Grund reicht der Gesundheitszustand nicht aus, um die Handlung als moralisch gut zu bezeichnen. Falls sich dadurch eine Gefahr für sein Leben manifestiert, könnte von einem gewichtigen Wert gesprochen werden. Dabei gehe ich von dem Sachverhalt aus, dass, falls es zu einem Lungenversagen kommt, dies natürlich nicht ohne Behandlung bleibt.

Wie anhand der zwei Handlungsalternativen dargestellt, besitzen die Erkenntnis und das Recht auf Leben die zweithöchste Priorität. Deshalb ist die Handlung, die durch diese Werte geleitet wird, nach Scheler die für die Situation am besten geeignetste. Nicht eindeutig ist die Tatsache, in welcher Kategorie das Recht auf Leben vertreten ist. Ich habe dies in das geistige Fühlen eingeordnet, weil es hier auch um Recht und Unrecht geht. Fraglich ist diesbezüglich, ob Menschen mit Autismus auch ein Wertfühlen entwickeln können und somit gewisse Wertsphären erleben. Nach der Skizzierung der beiden Handlungsalternativen nach Scheler würde ich mich für Handlungsalternative B entscheiden. Hierbei war der gewichtigste Grund das Recht auf Leben, welches durch seine Weglauftendenz stark gefährdet wäre. Der Ansatz kann meiner Meinung nach nicht Eins-zu-Eins auf die Soziale Arbeit übertragen werden, da in verschiedenen Kulturen und durch die Individualität der Menschen unterschiedliche Werte wichtig erscheinen. So kann z. B. der Wunsch, nicht in ein Altenheim zu gehen und lieber daheim zu leben, aus verschiedenen Sichtweisen bewertet werden.

<u>5.3 Kant</u>

<u>Handlungsalternative A</u>

Nach Kant kann die Absetzung des Medikaments nur stattfinden, wenn dies durch eine allgemeingültige Handlungsregel erfolgt. Im Folgenden werde ich versuchen, aus den verschiedenen Aspekten der Handlung A einen universalen Wert herauszufiltern. Das

Verhindern von Nebenwirkungen kann kein allgemeines Handlungsziel sein, auch nicht der Versuch, schmerzfrei zu leben, denn wenn ein Individuum nie Schmerz erlebt, so kann es keinen schmerzfreien Zustand definieren. Des Weiteren lernen Subjekte durch Schmerz, sich beispielsweise von Feuer fernzuhalten, und somit vor Gefahren zu schützen. Folglich kann es meiner Meinung nach kein Interesse daran geben, Menschen vor Schmerz zu bewahren. Allerdings betrifft dies nicht den unnötigen Schmerz, der vermieden werden kann. Ob dies aber allgemeingültig auf der ganzen Welt umgesetzt werden kann, ist fraglich. Hierbei spielt die große Diskrepanz zwischen einzelnen Ländern und deren Umsetzung von Menschenrechten eine Rolle. Zunächst hat Herr M. selbst entschieden, sich in das Heim zu begeben. Seine Weglauftendenz wäre durch Triebe hervorgerufen und somit keine moralische Handlung. Ihn daran zu hindern, wäre eine Art von Wegsperren, die den Verwahrcharakter der ambulanten Altenhilfe bestätigt. Kants Ethik soll unabhängig von der Größe und der Ursache der Not angewendet werden. Dies würde bedeuten, dass seine Demenz und die daraus resultierende Orientierungslosigkeit kein Argument für die Verwahrung oder Verabreichung von Medikamenten wäre. Seine eingeschränkte Mobilität ist auch ein Hindernis, welches im Subjekt selbst liegt. Des Weiteren sind sein aktives Gemüt und die Freude an der Bewegung ebenfalls subjektiv und können somit nicht zur Bildung eines allgemeingültigen Gesetzes beitragen. Bei Kant kommt es durch den Anspruch der Universalität zu Konflikten zwischen den Interessen Einzelner und der Allgemeinheit. In diesem Fall müsste das moralische Gesetz unterbrochen werden, also für viele gültig sein und nicht für alle. Damit könnte es vielleicht im Kontext mit Sozialen Arbeit besser genutzt werden. Die Vergabe des Medikaments könnte z. B. dadurch abgelehnt werden, dass jeder ältere Mensch ein Recht auf Selbstbestimmung hat. Dieser Aspekt könnte durch die Würde des Menschen in ein allgemeingültiges Gesetz umgewandelt werden. Handle so, damit die Würde des Menschen nicht verletzt wird. Allerdings müsste geklärt werden, ob ein Konsens über die Definition von Würde herrscht, damit dies als kategorischer Imperativ geltend gemacht werden kann. Das Recht auf Leben könnte eine allgemeingültige Leitlinie für Handlungen sein und würde somit die Absetzung der Medikation ablehnen, da dadurch sein Leben gefährdet wäre.

Handlungsalternative B

Nun werde ich versuchen, auch bei dieser möglichen Handlung ein universelles Gebot herauszuarbeiten. Dies erfolgt mit dem Ziel, eine moralisch positive Begründung für die Vergabe eines zweiten Medikaments zu finden sowie die Nebenwirkungen der anderen Medikation zu verringern. Das Verhindern von Nebenwirkungen kann keine allgemeingültige Handlungsmaxime sein, da diese sehr umfangreich ausfallen können. Der Aspekt der Gesundheit kann hierbei auch nicht weiterhelfen. Es gibt verschiedene Auffassungen von

Wohlbefinden – gerade in Kants Zeiten. Außerdem würde jede kleine Erkältung ausreichen, um als ungesund zu gelten. Die Existenz eines Mittels, das gegen alle Krankheiten gleichzeitig schützt, ist mir nicht bekannt. Ferner zielt die Wirkung einer Arznei i. d. R. auf einen bestimmten Bereich ab. Besonders Krankheiten, die im Alter auftauchen, sind meist durch selbiges bedingt. Hierbei lässt sich nur schwer präventiv handeln. Also kann die Gesundheit auch nur unzureichend für Kants kategorischen Imperativ herhalten. Die Nebenwirkungen verursachen einen Muskelabbau, der seinem aktiven Gemüt entgegenwirkt. Sein Bewegungsdrang wäre nach Kant ein ungereinigter Wille, da er den subjektiven Wunsch nach Bewegung verspürt und dieser nicht für alle Menschen gelten kann. Die Immobilität würde ihn aber an das Bett binden und dadurch könnte es zu einem Lungenemphysem kommen. Unbehandelt führt dieses zum Tod. Durch die Vergabe des zweiten Medikaments gerät er in Lebensgefahr, dabei sollte es doch lediglich seine Weglauftendenz unterbinden. In beiden Fällen war der Gedanke, das Leben zu retten, ausschlaggebend für meine Handlung. Dadurch könnte vielleicht folgende Maxime abgeleitet werden: Handle so, damit Menschenleben erhalten bzw. gerettet wird. Letztendlich ist es hier die Behandlung des Arztes, die sein Leben rettet. Trotzdem empfinde ich es als die beste Entscheidung, da er sonst durch Kälte oder einen Unfall gestorben wäre.

Nach Kant halte ich ebenfalls Handlungsalternative B für am besten geeignet, da der Schutz des Lebens in diesem Kontext am besten umgesetzt werden kann. Allerdings werden die Selbstbestimmung und die Würde des Menschen außer Acht gelassen. Kants Ethik soll unabhängig von der Größe und Ursache der Not angewendet werden. Daher ist fraglich, ob Soziale Arbeit überhaupt so möglich wäre.

6. Fazit und Vereinbarkeit der gewählten Ansätze mit den ethischen Prinzipien der Sozialen Arbeit

Ich habe mich in der Hausarbeit mit ethischen Theorien beschäftigt und diese auf ein Fallbeispiel bezogen. Bei der Anwendung der ethischen Sichtweisen durch die Soziale Arbeit muss gefragt werden, ob diese sich mit den ethischen Prinzipien der Profession vereinbaren lassen. Hierbei sind gerade essenzielle Werte wie die Menschenwürde und alle sich daraus ergebenen Werte sowie das Streben nach sozialer Gerechtigkeit wichtig. Folglich geht es um Selbstbestimmung, Beteiligung, ganzheitliche Behandlung und um Stärkenerkennung und deren Entwicklung aufseiten der Adressaten[9]. Bei der Ethik von Bentham lässt sich anhand des Lustkalküls gut visualisieren, welche Handlungen negative Folgen nach sich ziehen. Das Abwägen kann den Adressaten dazu bewegen, selbst über Folgen nachzudenken und an einer Lösung zu arbeiten. In diesem

---

[9] Vgl. DBSH 1997, S. 2

Fall wird er einbezogen, da es eventuell um Entscheidungen geht, die sein Leben betreffen. Bei der Selbstbestimmung soll der Hilfesuchende eigene Entscheidung treffen, auch wenn dadurch nicht zwingend eine große Anzahl von Menschen profitiert. Hierbei wäre zu klären, ob beispielsweise ein Demenzkranker mit einer Orientierungslosigkeit noch nach seinem eigenen Wohl entscheiden kann. Infolgedessen würde sein Selbstbestimmungsrecht krankheitsbedingt entfallen. Die Anzahl der Profitierenden ist bei Bentham zunächst wichtiger als die Gewichtung der einzelnen Rechte. Ich finde, in besonderen Situationen müssen gesunde Menschen ihr Glück bzw. ihren Nutzen zurückstellen. Dadurch würden benachteiligte Menschen eventuell einen Ausgleich erfahren. Außerdem ist die Anzahl der Profitierenden zunächst auf den/die AdressatInnen und sein näheres Umfeld beschränkt. Gerade bei Menschen, die ihre eigenen Bedürfnisse unterdrücken, ist fraglich, ob das Umfeld von einer Verhaltensänderung profitiert.

Nach Scheler ist eine Handlung dann moralisch, wenn sie den zur Handlung am besten passenden Wertbereich umfasst. Falls die Würde des Menschen, die Selbstbestimmung, eine Erkenntnis ist, also dem geistigen Fühlen entspricht, könnte sein Konzept in die Soziale Arbeit integriert werden. Allerdings ist dies nicht universell einsetzbar, da z. B. Menschen aus unterschiedlichen Kulturen eventuell andere Werte als wichtiger erachten. Für eine Person mag das Recht auf Leben ein allgemeines Menschenrecht sein, das dem Menschen durch Sozialisation vermittelt wurde. Für andere könnte es auch ein heiliger Wert sein und damit die höchste Wertebene beanspruchen.

Kants Ethik soll unabhängig von der Größe und der Ursache der Not zur Anwendung kommen. Deshalb kollidiert sein Ethikkonstrukt mit dem Ansatz der Ganzheitlichkeit. In diesem Bereich würde der Ansatz von Kant nicht in das Bild von Sozialer Arbeit passen. Der kategorische Imperativ kollidiert mit den Prinzipien des DBSH an fast allen Stellen. Die ganzheitliche Wahrnehmung, die Selbstbestimmung, die Stärkenerkennung und die Entwicklung können hierbei nicht berücksichtigt werden. Aus diesem Grund würde ich Kants Ethik für die Alltagspraxis der Sozialen Arbeit nicht verwenden, da die Handlungsmaxime universell sein sollte. Für mich bedeutet dies, dass meine Handlungsregel für Gesunde und Kranke gleichermaßen gelten muss. Folglich würden individuelle Lebenssituationen keine Berücksichtigung finden.

Allgemein stellt sich die Frage nach der ethischen Beurteilung von Handlungen oder Verhaltensweisen, die aufgrund einer Medikation hervorgerufen werden. Hierbei geht es darum, ob diese noch als Handlungen des Menschen kategorisiert werden können. Wenn die Medikation von Herrn M. ihn aufgrund von Nebenwirkungen aggressiv werden lässt, kann nicht von einer bewussten Handlung gesprochen werden. Dies könnte die Anwendung von ethischen Theorien im Kontext der Altenarbeit sowie im Arbeitsfeld der klinischen Sozialarbeit.

Die Beachtung von Grundwerten hängt zum einen von der politischen, wirtschaftlichen und sozialen Entwicklung des Landes ab und zum anderen vom politischen Charakter des Gemeinwesens, des Landes und des Staates. Dieser Staat lässt Soziale Arbeit zu, finanziert, gewährleistet und regelt sie – schafft also Rahmenbedingungen[10]. SozialarbeiterInnen nehmen in der Altenarbeit immer noch eine Randstellung ein. Es herrscht weiter das medizinische Paradigma. Dies wird im ambulanten und im stationären Bereich besonders deutlich. Das Pflegepersonal ist hier überwiegend vertreten. Zudem werden im Studium der Sozialen Arbeit nur unzureichend Inhalte über die Arbeit mit alten Menschen vermittelt[11].

---

[10] Vgl. Lob-Hüdepohl, Lesch 2007, S. 18-19
[11] Vgl. Schweppe 2012, S. 515-516

7. Literaturverzeichnis

DBSH: Grundlagen für die Arbeit des DBSH e.V. Ethik in der Sozialen Arbeit. 1997: http://www.dbsh.de/fileadmin/downloads/Ethik.Vorstellung-klein.pdf [Zugriff: 18.06.2013]

Fenner, Dagmar: Einführung in die Angewandte Ethik. Tübingen, Francke Verlag, 2010

Lob-Hüdepohl, Andreas; Lesch, Walter (Hrsg.): Ethik Sozialer Arbeit. Ein Handbuch. Paderborn, Schöningh Verlag, 2007

Pieper, Annemarie: Einführung in die Ethik. 6. Auflage, Tübingen, Basel, A. Franke Verlag, 2007

Schmid-Noerr, Gunzelin: Ethik in der Sozialen Arbeit. Stuttgart, Kohlhammer, 2012

Schweppe, Cornelia: Soziale Altenarbeit. In: Thole, Werner (Hrsg.): Grundriss Soziale Arbeit. Ein einführendes Handbuch. 4. Auflage, Wiesbaden, VS-Verlag, 2012

Thole, Werner (Hrsg.): Grundriss Soziale Arbeit. Ein einführendes Handbuch. 4. Auflage, Wiesbaden, VS-Verlag, 2012

Zagal, Héctor; Galindo, Joés: Ethik für junge Menschen. 2008, Stuttgart, Reclam

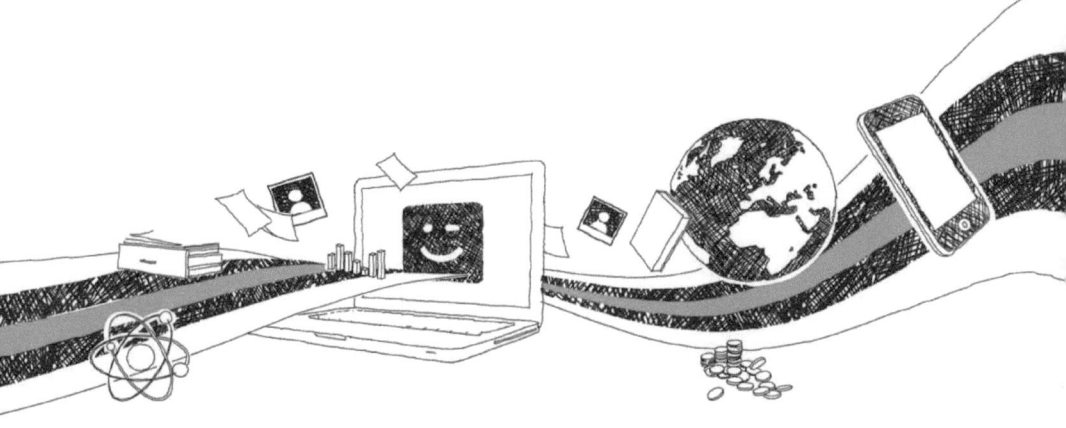
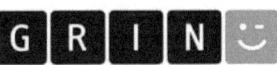